AF611297

LE DOCTEUR MOULAUD.

Ln 27 14[illegible]

DÉLIBÉRATION

DE L'ADMINISTRATION DES HOSPICES CIVILS

DE MARSEILLE.

Séance du 17 Décembre 1859.

La Commission Administrative des Hospices civils de Marseille, assemblée dans le lieu ordinaire de ses séances, à l'Hôtel-Dieu, présents :

M. Augustin FABRE, Président;
MM. FALQUE, Marius ROUX, TOURNAIRE, ROUVIÈRE et Eugène ROZAN;
M. Jules CHAUDOIN, Secrétaire;

M. Augustin FABRE fait le Rapport suivant :

MESSIEURS,

Vous avez manifesté l'intention de rendre des honneurs publics à la mémoire du docteur MOULAUD dont le nom, couronné par cinquante ans de travaux remarquables, a tant d'échos encore dans les Hôpitaux de Marseille, qui conservent son souvenir précieux à l'égal de celui d'un grand maître de la science et d'un des meilleurs amis de l'humanité souffrante. La Commission des Hospices se réunit dans un vœu unanime pour ces honneurs dont personne ne peut contester la justice. Mais comment acquitter cette dette de reconnaissance ? Quelle mesure faut-il donner à l'expression de nos sentiments ?

Avant de vous prononcer sur cette question, vous avez désiré, Messieurs, que je vous fisse bien connaître l'homme qui s'est acquis des droits à nos hommages ; que je vous retraçasse d'une main véridique le tableau de sa vie et de ses services.

Cette tâche m'est douce et facile.

Quand un homme a marqué parmi ses semblables, on risque de ne le connaître qu'assez mal si on ne le juge que par les traits les plus saillants de sa physionomie et de son caractère. C'est sous toutes les faces qu'il le faut considérer. C'est par les particularités de son existence, c'est par les détails intimes qui remontent à son berceau et ne finissent qu'à sa tombe, qu'un personnage en possession de la renommée peut se révéler à nous, tel qu'il pensa, tel qu'il agit. L'éloge et la critique ne s'égarent que trop souvent sur le compte de ces natures privilégiées que leur mérite élève au-dessus de la foule. Les illusions de l'amitié complaisante, comme les passions de la basse jalousie, la chaleur de l'enthousiasme irréfléchi, aussi bien que l'esprit aveugle de dénigrement, tout conspire contre la vérité qui s'altère facilement au contact des tristes réalités de la vie. Aussi, ce n'est qu'à une assez grande distance que l'on peut bien juger ce qui porte le cachet de la distinction. Laissons, laissons la mort accomplir son œuvre ; laissons lui faire justice de nos fragilités, de nos misères et de nos erreurs. Elle seule peut mettre à leur place les hommes qui ont fait du bruit dans le monde, et ce n'est que lorsque le silence règne autour de leurs cendres refroidies, que l'histoire, à laquelle ils appartiennent, peut exercer ses droits avec indépendance.

Moulaud est mort depuis bientôt un quart de siècle, et le temps est propice pour le juger impartialement. D'ailleurs, dans tout ce que je vais en dire, je n'emprunterai rien à la fantaisie, à des couleurs trompeuses, à des ornements étrangers. J'ai tout puisé dans la pureté des sources officielles pour peindre cet homme aussi remarquable que singulier. Comme il dut tout à la nature et si peu aux mœurs sociales, le fard et les ornements factices en gâteraient trop le portrait.

Le 7 mars 1763, à onze heures du soir, une main inconnue exposa au tour de l'Hôtel-Dieu de Marseille un enfant du sexe masculin, né deux heures auparavant.

Il portait dans ses langes, avec le nom de Joseph-Thomas, écrit sur une carte à jouer, divers objets de signalement que décrivit le procès-verbal d'exposition dressé le 8, et, le même jour, cet orphelin fut baptisé dans l'église des Accoules (1).

Aussitôt après, on le fit partir pour Sigonce, hameau situé près de Forcalquier, et on lui donna pour nourrice Magdeleine Aubert, femme d'Antoine Granier, cultivateur (2). L'enfant Joseph-Thomas ne resta chez cette nour-

(1) Du 8 mars 1763. — *Joseph-Thomas* des Chapellets de sainte Magdeleine, de naissance, — fut exposé le jour d'hier, à onze heures du soir, à la fenêtre. S'étant trouvé sur lui pour signalement un petit étui en boîte d'os renfermant des chapellets ou rozaire appelés vulgairement de Sainte-Magdeleine ou de la Sainte-Baume, de verre vert et blanc; ladite boîte attachée à un ruban couleur de rose; s'étant également trouvé sur lui une carte, le roi de carreau, sur laquelle est écrit ce qui suit : « On le batisera « sous le nom de Joseph-Thomas, né à neuf heures du soir, le 7 « mars 1763, marqué d'un petit étui d'os renfermant un petit cha- « pellet de pierre blue, attaché d'un petit ruban couleur de rose. « Il est propre. » — Et a été baptisé cejourd'hui aux Accoules, sous le susdit nom. Son parrain, Louis Bonemaire, et sa marraine, Marie-Galan Roman. (*Livre CC de la réception des Enfants naturels* exposés dans l'Hôpital général Saint-Esprit et Saint-Jacques de Galice, de cette ville de Marseille, commencé le vingt-huit aoust 1761 et fini le 31 décembre 1763, fol. 171, v°, 1603, aux archives de l'Hôtel-Dieu.)

(2) Livre, coté X, d'*Entrée des nourrices des enfants naturels* de l'Hôtel-Dieu de Marseille, sous le titre de l'Hôpital général Saint-Esprit et Saint-Jacques de Galice, de ladite ville de Mar-

rice que quatre mois et quelques jours. Le 14 juillet de la même année, l'Administration de l'Hôtel-Dieu de Marseille le confia à Marguerite Parraud, femme de François Robert, sans qualification. Les époux Gaubert résidaient à Montlaux, petite commune de 250 habitants, à quinze kilomètres de Forcalquier, dans une vallée au midi de la montagne de Lure. La famille Gaubert ne garda cet enfant que pendant treize mois environ, et le 12 septembre 1765, nous le voyons placé chez Marie-Anne Fabre, veuve de Barthélemy Boniface, de la même commune de Montlaux (1).

Quelques-uns des enfants nourris dans la campagne étaient, chaque année, ramenés dans l'Hôtel-Dieu qui les destinait à divers états. Il en plaçait plusieurs en apprentissage chez des maîtres d'arts et métiers avec lesquels il passait un contrat public (2). La rétribution la plus ordinaire en faveur du maître était de trente livres une fois payées (3). Les enfants les plus robustes étaient

seille, et du payement qu'on leur fait. Commencé le troisième avril 1761, p. 613, n° 1603.

(1) Même registre, même page, même numéro.

(2) *Registre des garçons en apprentissage*, in-f°, *passim*, aux archives de l'Hôtel-Dieu de Marseille.

(3) Les rôtisseurs et les confiseurs exigeaient soixante livres. (Voyez la séance du bureau de l'Hôtel-Dieu, du 7 mai 1714, dans le *Registre des délibérations* de cette année, fol. 244, et celle du 6 février 1716, fol. 29, aux mêmes archives.)

réservés pour la pêche et la marine (1). Ceux qui restaient dans l'Hôpital étaient occupés à faire des bas (2). Un correcteur, armé d'un nerf de bœuf, fustigeait ceux qui commettaient des fautes. Cet emploi était exercé par un des valets de la maison (3).

Le jeune Joseph-Thomas, après être resté dix ans chez la veuve Boniface, fut ramené dans l'Hôtel-Dieu de Marseille, le 13 novembre 1774 (4). Il avait alors onze ans et demi. Soumis à la loi commune, il dut faire des bas, comme ses compagnons de misère.

C'est parmi ces infortunés que les recteurs de l'Hôtel-Dieu choisissaient ordinairement les garçons chirurgiens et les garçons apothicaires de la maison. Les uns et les autres étaient au nombre de six, douze élèves internes se trouvant ainsi attachés au service de santé.

(1) Registre cité des *Garçons en apprentissage, passim.* — Registre pour les *Embarquements des mousses*, du 19 juillet 1738 au 28 décembre 1742, aux archives de l'Hôtel-Dieu de Marseille. — VALIN, *Commentaires sur l'ordonnance de la marine*, de 1681, t. 1, p. 363.

(2) Délibération du bureau de l'Hôtel-Dieu de Marseille, du 4 mai 1712, dans le *Registre des délibérations* de cette année, fol. 162, aux mêmes archives.

(3) Délibération du bureau de l'Hôtel-Dieu, du 27 juillet 1769, dans le *Registre des délibérations* de cette année, sans pagination chiffrée, aux mêmes archives.

(4) Livre G d'*Entrée des nourrices des enfants naturels* de l'Hôtel-Dieu de Marseille, etc., fol. 65, aux mêmes archives.

Pour satisfaire à des convenances de famille, on reçut aussi à l'Hôtel-Dieu quelques élèves pensionnaires (1), qui étaient externes, c'est-à-dire que la maison ne les logeait ni ne les nourrrissait.

Tous ces jeunes élèves, internes et externes, avaient un précepteur pour l'instruction religieuse et pour les premiers éléments des études classiques (2).

L'enseignement de l'art de guérir leur offrait alors des ressources abondantes.

Il y avait toujours dans l'Hôtel-Dieu de Marseille trois cents malades environ (3).

La chirurgie, en France, s'était graduellement relevée de l'état d'abaissement où on l'avait si longtemps réduite. Sortie du domaine des arts mécaniques, elle était entrée dans celui des professions libérales et savantes (4).

(1) Registre S des délibérations du bureau de l'Hôtel-Dieu de Marseille, du 11 mai 1780 au 31 décembre 1786, fol. 62 v° et 170 v°, aux mêmes archives.

(2) Registre S, fol. 13 r°, 19 r°, 30 r°, 70 r°.

(3) Voyez notre *Histoire des Hôpitaux et des Institutions de bienfaisance de Marseille*, t. 1, page 251.

(4) *Statuts et réglements généraux de l'exercice de la chirurgie*, donnés à Marly, le 25 février 1730, cinquième édition, par Leblond d'Olbleu, in-4°. Paris, 1772. — *Statuts et réglements pour les chirurgiens des provinces, établis ou non établis en corps de communauté*. A Aix, in-4°, 1743. — *Statuts et réglements pour le Collége des maîtres en chirurgie de la ville et du territoire de Marseille*, accordés par lettres patentes données à Versailles, le 25 juin 1669. Marseille, chez Antoine Favet, in-4°, 1785.

Le corps des maîtres chirurgiens de Marseille témoigna de son zèle pour les progrès de l'instruction. En 1775, il obtint le titre plus élevé de Collége, titre qui l'assimilait presque au Collége de Médecine, et il institua dans l'Hôpital une école gratuite de chirurgie. Mais les cours ne furent pas faits régulièrement, et l'école ne reçut que plus tard une organisation plus satisfaisante, grâce à l'appui de l'intendant de Provence qui prit à cœur le succès de cet établissement. Le conseil de ville vota douze cents livres, le 12 octobre 1778, pour la construction d'un amphithéâtre (1), et l'école fut solennellement inaugurée, le 3 juillet 1780, en présence des magistrats municipaux (2).

Cinq professeurs, nommés par le Collége de chirurgie, firent chacun un cours. La physiologie, l'ostéologie et les maladies des os, l'anatomie, les opérations de chirurgie, la matière médico-chirurgicale, furent les objets de cet enseignement, et il y eut trois leçons par semaine (3).

(1) Registre 179 des délibérations du conseil municipal de Marseille, année 1778, fol. 145 r°, 150 v° et 197 r°, aux archives de la ville.

(2) Registre S des délibérations du bureau de l'Hôtel-Dieu, fol. 3 verso.

(3) Grosson, *Almanach historique de Marseille*, 1780, p. 279 et 280. — Voy. la suite de ces Almanachs, de 1781 à 1790, *Verbo* école publique et gratuite de chirurgie.

Les garçons en chirurgie de l'Hôtel-Dieu avaient à leur tête un chirurgien gagnant-maîtrise, qui remplissait à peu près les fonctions que nos chefs-internes remplissent aujourd'hui. Le gagnant-maîtrise était assisté d'un aide choisi parmi les garçons chirurgiens. Quant aux garçons de la pharmacie, ils étaient dirigés par un apothicaire-major.

L'aide-chirurgien ne parvenait à l'emploi de gagnaut-maîtrise qu'après un examen de capacité. Il n'obtenait la maîtrise que par un service de six ans consécutifs dans ce nouveau poste; mais ce n'était pas de plein droit, car il devait subir un autre examen qui, cette fois, était public et solennel. S'il sortait vainqueur de cette dernière épreuve, on le proclamait maître, et le corps des maîtres en l'art de la chirurgie de Marseille était obligé de le recevoir dans son sein, sans le soumettre aux formalités et aux prescriptions onéreuses des maîtrises et des jurandes.

Nul enfant de l'Hôpital ne parvenait à l'emploi de garçon en chirurgie, qu'après avoir servi comme garçon apothicaire. C'est ce qu'exigeait le réglement du 22 novembre 1752.

La place de chirurgien gagnant-maîtrise existait de temps immémorial. C'était un privilége en faveur de l'Hôpital Saint-Esprit de Marseillé, et la jalousie des maîtres en chirurgie ne cessa d'attaquer cette institution intéressante et utile qui produisit des praticiens du plus grand mérite. Il fallut plusieurs édits royaux et plusieurs arrêts souverains (1) pour maintenir un droit dont les recteurs de l'Hôpital ne jouirent pas sans trouble. Dans notre ancienne monarchie, l'esprit de corps était merveilleusement organisé pour la lutte, et toutes les communautés avaient une force étonnante d'attaque et de résistance. Tout s'y prêtait : la législation du royaume, les formes administratives, l'esprit contentieux de la magistrature, les conflits de juridiction, l'ensemble des institutions locales, qui formaient tout le système municipal dont on parle beaucoup aujourd'hui et que l'on connaît fort peu. Les maîtres en chirurgie de Marseille saisirent toutes les circonstances et tous les prétextes pour remettre en question ce qui avait été jugé par des actes souverains. Un arrêt du Conseil d'Etat, du 13 avril 1771, termina de de trop longs débats, et l'Hôpital de Marseille fut désormais en possession paisible de son privilége, qu'il avait su défendre avec une énergie persévérante.

(1) Lettres patentes du mois de juillet 1676. — Arrêt du Parlement d'Aix du 7 fevrier 1688. — Arrêt du même Parlement du 1er mars 1695. — Arrêt du conseil d'Etat du 12 avril 1730. — Arrêt du Parlement d'Aix du 10 décembre 1738. — Arrêt du même Parlement du 2 mai 1755. — Arrêt du conseit d'Etat du 15 octobre 1757 — Arrêt du même conseil du 13 avril 1771 ; le tout puisé dans divers documents en ma possession.

Tel était l'état des choses lorsque les recteurs de l'Hôtel-Dieu fixèrent leur attention sur le jeune Joseph-Thomas, qui se distinguait par sa bonne conduite et par son intelligence. Ils le nommèrent garçon apothicaire.

C'est à ce choix que le malheureux orphelin, qui ne connut jamais les auteurs de ses jours, dut la carrière où il acquit plus tard fortune et gloire. Il porta bien encore la triste livrée de la misère et de l'abandon, mais il eut l'avantage de paraître sur une scène honorable, et il vit dans l'avenir, comme un point lumineux, le but offert à ses espérances et à ses efforts. Il employa, pour l'atteindre, toutes ses facultés et tout son courage.

Comme on le destinait au service de la chirurgie, on crut convenable, selon la coutume établie en pareille circonstance, de lui donner un nom qui ressemblât à celui d'un fils de famille. Le nom du village de Montlaux, où s'était écoulée l'enfance de Joseph-Thomas, se prononçait et se prononce encore *Moulaou*, en langue provençale. On donna une désinence française à cette appellation qu'on appliqua au jeune élève, lequel ne fut plus connu dans l'Hôpital que sous le nom de Moulaud.

Bien des hommes sont jetés hors des voies de leur propre nature et se voient mal à l'aise dans les épreuves de la vie, parce que des exigences sociales, des intérêts de famille et je ne sais quels calculs d'égoïsme, tristes tyrans des âmes et des cœurs, leur imposèrent de bonne heure des habitudes de travail et des obligations professionnelles opposées à leurs secrets désirs et à leurs goûts intimes. Tel ne fut pas le destin de Moulaud. Son heureuse étoile lui réserva une profession en complète harmonie avec ses dispositions naturelles.

Bientôt on le fit passer de la pharmacie dans le service chirurgical, pour lequel il montrait le goût le plus prononcé. Au commencement de 1778, je le vois garçon chirurgien, à l'âge de quinze ans. Jourdan, enfant trouvé, qui devint l'un des meilleurs praticiens de Marseille, était alors gagnant-maîtrise à l'Hôtel-Dieu. Tous les trois mois il adressait à l'Administration des rapports sur la conduite et le travail des élèves placés sous ses ordres, et il ne faisait que varier pour Moulaud les formules de l'éloge. — « Je suis fort content de lui, pour ses « progrès, comme pour son exactitude.— Ce jeune élève « fait son devoir et promet beaucoup. » — Ainsi parlait Jourdan, et si ses paroles changeaient, le fond de ses rapports était toujours le même (1). L'adolescent laborieux, dont ils relevaient le mérite, ne tarda pas à devenir le meilleur élève de l'Hôpital, et parvint à la sixième année de ses études.

(1) Rapport de Jourdan, chirurgien gagnant-maîtrise, dans le registre R des délibérations du bureau de l'Hôtel-Dieu, de 1773 à 1780, fol. 122 et suiv., aux archives de l'Hôtel-Dieu.

C'était en 1784. Aubert, chirurgien gagnant-maîtrise, fut renvoyé de l'Hôpital pour cause d'inconduite, et le bureau eut à le remplacer. Partout apparaissaient alors les signes précurseurs de la plus grande révolution qui ait changé les destinées d'un peuple, et l'amour des nouveautés séduisantes exaltait l'esprit public. Que toutes les faveurs et tous les priviléges soient immolés sur l'autel de la justice et de l'égalité! Places aux plus dignes, honneurs aux plus éclairés! Ces mots sympathiques vibraient puissamment dans les cœurs, et la voie du concours pour la nomination à certains emplois paraissait être la seule convenable. Le bureau de l'Hôtel-Dieu, sous l'influence de ces idées, délibéra que la place de gagnant-maîtrise serait donnée dans un concours public qu'on ouvrirait le 1er juin 1784, et que tous les candidats régnicoles y seraient admis.

Cependant quelques hommes d'une raison plus froide et d'une expérience plus éprouvée ne cédaient pas à cet entraînement. Ils voyaient le jeune Moulaud accomplir ses devoirs avec une intelligence au niveau de son dévoûment, et ils se prenaient à dire : Quand on a sous la main un élève de cette valeur, pourquoi courir les chances du concours qui peut tromper nos espérances ?

Ce fut alors que l'usage ancien prévalut. Le bureau de l'Hôtel-Dieu, revenant au système de nomination directe, délibéra, le 27 mai de la même année, de sou-

BIBLIOTHÈQUE IMPÉRIALE

mettre Moulaud à l'examen que lui firent subir les médecins et les chirurgiens de la maison, et comme ceux-ci déclarèrent que l'élève, dans ses réponsés, avait satisfait avec distinction à toutes les conditions du programme, le bureau, par une nouvelle délibération du 9 juin, le nomma à l'emploi de gagnant-maîtrise en chirurgie, aux appointements d'usage, qui étaient de trois cents livres par an. Il choisit en même temps un autre élève nommé Boyer pour assister Moulaud, en qualité d'aide gagnant-maîtrise, aux gages annuels de quarante-huit livres (1).

L'administration de l'Hôtel-Dieu eut à s'applaudir du choix de Moulaud qui allait conquérir une grande place dans l'histoire de cet Hôpital, aussi bien que dans celle de la chirurgie à Marseille. Observateur sévére des réglements et de la discipline, il exigeait que les élèves fissent aussi rigoureusement leurs devoirs qu'il accomplissait lui-même les siens. Toujours assidu auprès des malades, il perfectionna par l'étude l'admirable coup-d'œil qu'il tenait de la nature, et les signes diagnostiques se révélèrent à lui subitement, comme par une sorte d'intuition. Jugez s'il sut mettre à profit cette faculté précieuse.

(1) Registre coté S des délibérations du bureau de l'Hôtel-Dieu de Marseille, du 11 mai 1780 au 31 décembre 1786, fol. 109 et suiv., aux archives de l'Hôtel-Dieu.

Nul mieux que Moulaud ne connut l'emploi du temps : il est vrai que son caractère et ses habitudes le séparaient du monde où il était alors inconnu, et il concentra dans l'Hôpital toutes ses pensées, toutes ses affections, toutes les facultés de son âme active et persévérante. Étranger aux premiers éléments de l'instruction littéraire, insensible aux émotions du bon goût, à ces choses de sentiment et d'imagination qui font le charme des esprits cultivés et de la société élégante, le chirurgien gagnant-maîtrise était brusque en ses formes et en ses manières ; il usait d'un langage qui quelquefois paraissait pittoresque, mais qui blessait souvent les oreilles délicates et les principes d'une bonne éducation, parce qu'il tenait plus du provençal que du français par les mots comme par l'accent. Depuis longtemps toutes les teintes individuelles se sont fondues dans la même couleur ; les différences caractérisques ont disparu dans une physionomie générale; les esprits, les idées et les mœurs semblent jetés dans le même moule. Un travail lent, mais sans relâche, a tout effacé sous le niveau social, si l'on en excepte pourtant quelques types originaux qui trouvent le moyen, dans l'indépendance de leur isolement, de s'affranchir de cette loi.

Moulaud en était un ; il ne ressemblait à personne ; il était *lui*.

A un homme de ce goût et de cette trempe, que la

science se garde bien de demander ce qu'elle a de brillant et de spéculatif. C'est là, pour ainsi dire, un roman qu'il dédaigne et dont il ne veut pas même savoir le premier mot. Il ne voit l'art de guérir que par son côté le plus vulgaire, le plus pratique et le plus utile. D'ailleurs la chirurgie, à laquelle il s'adonne plus particulièrement, est beaucoup moins conjecturale que la médecine, et, dans bien des circonstances, elle présente le caractère d'une science à peu près positive. Moulaud, incessamment penché sur des cadavres mutilés, ne cherche pas, dans l'étude et le jeu de la machine humaine si merveilleusement compliquée, à s'élever à la hauteur des grands phénomènes physiologiques. Il n'interroge pas la mort pour connaître tous ces mystères de la vie qui font le désespoir des penseurs. Il ne veut qu'augmenter prosaïquement ses connaissances anatomiques; son œil avide ne cherche que le siége des maladies et des lésions, et personne ne tient le scalpel d'une main plus ferme et plus heureuse.

Moulaud atteignit ainsi le terme assigné pour le gain de la maîtrise. La dernière épreuve, c'est-à-dire l'examen qu'il avait encore à subir, ne pouvait être pour lui qu'une affaire de pure forme. Un ancien usage voulait que cette cérémonie se fît avec éclat. Le 26 juillet 1790, les chefs du service de santé de l'Hôtel-Dieu, Moulard et Jourdan, docteurs en médecine; Mélicy et Brémond, maîtres en chirurgie, interrogèrent Moulaud publiquement dans l'Hôtel-de-Ville de Marseille, en présence d'Étienne Martin, nouveau maire constitutionnel; des officiers municipaux; de Dominique de Demandols, lieutenant-général civil en la sénéchaussée; de Devilliers de Saint-Savournin, procureur du Roi, et des Administrateurs de l'Hôtel-Dieu. Après l'examen, la séance fut suspendue pendant quelques moments pour donner aux jurés le temps de délibérer; on la reprit ensuite, et sur la réquisition du procureur du roi, les jurés prêtèrent serment; après quoi Moulard déclara que le candidat avait subi l'épreuve avec distinction et que le Jury l'estimait très-digne d'occuper une place de maître en chirurgie; alors, le procureur du roi conclut en sa faveur, et le lieutenant-général rendit un jugement portant que le corps des maîtres chirurgiens de Marseille recevrait Moulaud dans son sein (1).

Ce fut le dernier maître admis dans ce corps qui comptait plusieurs membres aussi habiles qu'estimables, et entre autres Mélicy, opérateur des plus distingués qui, lui aussi, devait tout à lui-même, et à l'hôpital où des parents barbares l'avaient déposé à sa naissance (2).

(1) Registre T des délibérations du bureau de l'Hôtel-Dieu de Marseille, du 1er janvier 1837 au 5 septembre 1793, fol. 101 verso et 102 recto, aux archives de l'Hôtel-Dieu.

(2) Mélicy, après avoir été exposé au tour de l'Hôtel-Dieu le 30

Bientôt tout se précipita ; les vieilles institutions de la monarchie tombèrent pièce à pièce sur le sol ébranlé que tous les corps d'état et toutes les maîtrises couvrirent aussi de leurs ruines. Le Collége des maîtres en l'art de la chirurgie de Marseille, au moment de sa chute, avait soixante et quelques membres. Un lieutenant du premier chirurgien du roi, quatre prévôts et un trésorier marchaient à la tête de la compagnie (1).

La complète séparation qui avait existé jusque-là entre la médecine et la chirurgie ne tarda pas à disparaître, et les deux sciences, pour la plupart des praticiens, se confondirent dans le même exercice. Moulaud pratiqua la première, mais il s'adonna plus particulièrement à la chirurgie opératoire, et ses succès le firent connaître avec avantage. Dominé par son goût qu'aucune distraction ne peut affaiblir, étranger à la politique dont le drame sanglant se déroule sur une scène bruyante et mobile, il

octobre 1732, jour de sa naissance, fut baptisé sous le nom de Pierre Roubaud. Dix-huit ans après, il fut réclamé par un homme qui se dit son père et voulut, comme tel, le reconnaître. On rapporte que le jeune élève refusa même de le voir. « Mon père, dit-il, c'est l'Hôpital. » Le 21 mai 1750, Pierre Roubaud n'en fut pas moins déclaré, par jugement de la sénéchaussée de Marseille, fils légitime d'Antoine Mélicy et d'Elisabeth Amphoux. Il dut prendre alors le nom de Mélicy.

(1) Voyez les almanachs historiques de Marseille, par Grosson, et notamment celui de l'année 1790, p. 289-291.

reste sourd aux clameurs des factions qui se disputent le pouvoir. Leurs flots roulent avec fureur au milieu des écueils où viennent se briser non seulement les hommes pleins d'ivresse, mais encore les plus modérés et les plus sages. Des victimes innombrables sont englouties dans l'abîme, et Moulaud ne voit cette affreuse tempête qu'avec des yeux d'indifférence, comme s'il était assis sur un rivage tranquille et sous un ciel serein. Rien ne l'émeut, rien ne le trouble. Après la réorganisation de nos établissements de bienfaisance, l'Administration des Hospices de Marseille eut la bonne pensée de nommer Moulaud chirurgien en chef de l'Hôtel-Dieu. Bientôt elle sentit l'avantage d'utiliser les ressources abondantes d'anatomie et de clinique qu'offrait ce grand hôpital, et, au commencement de 1808, elle sollicita auprès du gouvernement, la création d'un enseignement médical.

Le décret impérial du 7 mai, de la même année, institua dans l'Hôtel-Dieu de Marseille, des cours théoriques et pratiques de médecine, de chirurgie et de pharmacie, spécialement destinés à l'instruction des officiers de santé (1). Ces cours ne furent pourtant organisés et ouverts qu'en 1818, sous le nom d'Ecole secondaire de Médecine de Marseille. On confia

(1) Collection complète des Lois, décrets, etc., par Duvergier, t. XVI, p. 302.

naturellement au docteur Moulaud le cours de clinique et de pathologie externe (1), et, l'année suivante le nombre des cours ayant été augmenté, on sépara la pathologie de la clinique. Moulaud resta chargé de la clinique chirurgicale, et le docteur Bremond fit le cours de pathologie externe (2).

Moulaud fut loin d'être un professeur brillant. Né pour pratiquer l'art chirurgical et non pour l'enseigner, faisant sans cesse des outrages à la grammaire et à la langue, il n'eut aucune des conditions nécessaires à celui qui veut instruire la jeunesse généralement assez difficile sur les choses de goût, d'agrément et de forme. A l'ouverture de l'Ecole, en 1818, Moulaud crut devoir prononcer, devant un auditoire d'élite, un discours écrit qui ne fut qu'une longue et incohérente élucubration dans laquelle il parla de toutes sortes de choses étrangères à son sujet, même du *général* Agamemnon. Il avait voulu faire de l'éloquence, de l'érudition et de l'histoire, et Dieu sait s'il y pouvait réussir. Il n'avait pas compris que des hommes

(1) Séance publique de l'Ecole secondaire de Médecine établie a l'Hôtel-Dieu de Marseille, tenue le 30 août 1819 pour la distribution des prix. A Marseille, de l'imprimerie de la veuve Brebion, 1819.

(2) Séance publique et compte-rendu des travaux de l'Ecole secondaire de Médecine de Marseille. Année 1820, de l'imprimerie d'Adélaïde Brebion.

intelligents et graves, pour conserver toute leur valeur, ne doivent jamais sortir de leur sphère.

Mais si Moulaud ne se distingua pas dans un enseignement qui fut toujours très *secondaire* (1), il fut un praticien supérieur. Sous une écorce rude, grossière, pleine d'aspérités, se trouvait une vaste expérience riche de faits pathologiques ; et, comme chirurgien en chef de l'Hôtel-Dieu, Moulaud se montra toujours admirable de zèle. L'accomplissement des devoirs devint pour lui un culte sacré aux pratiques duquel il fut fidèle jusqu'à son dernier soupir. Il soumettait tous ses actes aux lois d'une précision rigoureuse. Chaque jour, à six heures du matin, il commençait la visite de ses malades à l'Hôtel-Dieu, et rien ne l'empêcha jamais d'être à son poste à cette heure, ni la rigueur du froid, ni les torrents de pluie. En hiver, à cinq heures et demie du matin, un infirmier de l'hôpital se rendait auprès lui, dans sa maison de la rue Curiol, et il éclairait sa marche une lanterne à la main. Quand des malades demandaient des soins plus particuliers, Moulaud les visitait deux ou trois fois par jour, et les exigences de sa nombreuse clientèle en ville ne purent le détourner de cette règle qu'il s'était imposée

(1) L'Ecole secondaire de Médecine de Marseille n'eut jamais plus de trente élèves. Les inscriptions ne valaient que les deux tiers de celles des Facultés.

comme une obligation. De bonne heure, il avait compris l'importance des détails pratiques et l'influence qu'ils exercent sur la terminaison des maladies externes. Aussi, il mit les soins les plus minutieux dans les pansements, dans la préparation des diverses pièces d'un appareil, dans l'application d'un bandage.

Ici je dois laisser parler un de ses meilleurs élèves, animé d'un noble sentiment de reconnaissance qui honore à la fois le disciple et le maître. M. le docteur Coste disait, le 10 novembre 1855, à la rentrée de l'Ecole préparatoire de Médecine de Marseille, dont il est le directeur :

« L'attention persévérante et bien réfléchie de Mou-
« laud le préservait de l'erreur là où les plus habiles
« font parfois fausse route. En face de ces abcès profonds
« dont l'existence est généralement si difficile à établir
« et qui, du reste, peuvent embarrasser le praticien le
« plus exercé, je n'ai jamais vu Moulaud se tromper. Ses
« yeux passaient dans sa main ; il voyait, on peut le
« dire, avec le bout de ses doigts. Un jour où Delpech
« assistait à la visite des blessés, dans notre hôpital,
« Moulaud, avec cette résolution que donne la certitude
« du succès, ouvrit un abcès sous-musculaire dans la ré-
« gion antérieure de la cuisse, abcès dont le diagnostic
« offrait une telle obscurité que l'illustre chirurgien de
« Montpellier doutait beaucoup, avant l'opération, de la
« présence du pus.

« Moulaud était d'une grande habileté pour reconnaî-
« tre un foyer purulent à des profondeurs considérables.

« Dans les entretiens familiers que j'avais souvent avec « lui et qui étaient toujours pour moi une source féconde « d'instruction, je remarquais que le vieux praticien « avait encore présents à l'esprit, avec une exactitude « étonnante, ces mille détails de fine anatomie qui s'é- « chappent si vite de la mémoire lorsque, par un travail « incessant, on ne s'efforce pas de les y retenir.

« Moulaud déployait une habileté réellement excep- « tionnelle dans le débridement de la hernie étranglée. « Cette opération où l'imprévu a une si large part et dans « laquelle conséquemment l'inspiration est souvent l'u- « nique régle qui dirige la main du chirurgien était le « triomphe de Moulaud. Son talent y brillait du plus vif « éclat.

« Notre maître pratiqua le premier à Marseille, le 2 « septembre 1815, la ligature de l'artère iliaque externe, « grande opération nécessitée par un anévrisme ingui- « nal et qui fut suivie de succès, mais d'un succès « éphémère, car le malade, sous l'empire d'une sorte de « diathèse, vint mourir plus tard à l'Hôpital, des suites « d'une anévrisme de l'axilaire. MM. Martin et Ducros, « alors chefs internes, prêtèrent efficacement à Moulaud « le concours de leur zèle et de leur talent.

« Moulaud possédait au plus haut dégré la science du

« diagnostic. Je citerai, parmi les faits nombreux que je « pourrais choisir, seulement deux exemples de ces cas « insidieux et difficiles où l'intelligence pratique de « Moulaud se révélait avec tant de supériorité.

« Un malade de la salle des blessés avait reçu un choc « violent sur la partie antérieure et interne de la jambe; « le tégument excessivement contus fut frappé de gan- « grène, et à la chute de l'escarre succéda une large « dénudation du tibia. En même temps, par suite de la « violence que l'os avait subie, un travail inflammatoire « s'établit sourdement dans sa cavité centrale et du pus « s'y forma en abondance. Eh bien! au moyen de certains « signes que ses instincts de chirurgien lui firent décou- « vrir, et surtout à l'aide de la percussion, Moulaud « reconnut, devina, pour mieux dire, la collection pu- « rulente dans son enveloppe osseuse. Il annonça réso- « lument qu'un abcès devait siéger dans le canal médul- « laire dont les parois lui semblèrent amincies. Il appliqua « une petite couronne de trépan, et, le disque osseux « enlevé, le pus s'écoula aussitôt. C'était un coup de « maître. Le traitement fut long et traversé par de « graves accidents; mais le malade finit par guérir, en « conservant l'usage de son membre dont l'amputation « avait paru un moment indispensable.

« A côté de ce fait déjà bien remarquable, permettez- « moi d'en citer un autre qui atteste aussi chez Moulaud

« une étonnante pénétration, une incroyable justesse de « coup-d'œil.

« Un homme est admis dans une de nos salles de chi- « rurgie de l'Hôtel-Dieu. Il parle d'une manière presque « inintelligible et ne peut avaler. L'absence des commé- « moratifs, de renseignements plus ou moins exacts « sur les circonstances antérieures à l'affection qu'on a « sous les yeux, jette beaucoup d'obscurité sur sa na- « ture. Toutefois, malgré la présomption que l'individu « n'a pas été mordu par un animal atteint de rage, on « est porté à croire, d'après l'impossibilité de l'ingestion « des liquides, à l'existence de l'hydrophobie. Pour « éclaircir ses doutes et sortir d'embarras, le chirurgien « qui soignait le malade demanda l'avis de son collègue « Moulaud chargé d'un autre service. La première pensée « de Moulaud est d'examiner le fond de la gorge, ce qui « n'avait point été fait d'abord. Il y découvre une tumeur « fluctuante, et, sans en rien dire, il demanda cette « longue lancette à fourreau qu'on nomme pharyngotone. « Toute l'assistance s'interroge du regard et semble se « demander ce que peut avoir à faire le pharyngotone en « pareille occurrence. Cependant, la langue abaissée, « cet instrument est plongé par Moulaud dans la tumeur, « et un flot de pus jaillit de la bouche. Le prétendu hy- « drophobe portait tout simplement un énorme abcès de

« pharynx dont le développement avait obturé l'isthme « du gosier au point de rendre impossible la dégluti- « tion (1) »

Ainsi parlait M. Coste. Je dois ajouter que Moulaud, loin de s'abandonner aux pures théories, n'en connut jamais que ce qu'il fallait rigoureusement en savoir. Son bon jugement lui fit toujours comprendre le danger que présente l'amour de ces idées théoriques qui conduisent si souvent les hommes à la manie des systèmes; qui leur fait prendre des hypothèses pour des découvertes, des phrases pour des preuves et des rêves pour des vérités. Le grand maître de la médecine, Hippocrate, commence ses aphorismes par dire que l'expérience elle-même nous trompe, *experientia fallax*. C'est l'observation exacte des faits bien constatés, c'est la conclusion rationnelle que sait en tirer un esprit droit et la juste application qu'il sait en faire, qui constituent la meilleure méthode scientifique. La concentration de l'esprit dans l'étude des mêmes questions donne à nos facultés d'examen et d'analyse une force étonnante. Un étranger demandait un jours à Newton comment il était parvenu à rendre compte des mouvements des astres et à découvrir le système du

(1) Journal le *Nouvelliste* de Marseille, du 13 novembre 1855. 13e année, no 306.

monde par les lois de la pesanteur. « En y pensant sans cesse », répondit le grand homme (1).

La pratique de l'art de guérir peut trouver des secours précieux dans la vérité de ces maximes que je pourrais appuyer sur une foule d'exemples historiques.

Moulaud se concentre dans sa spécialité chirurgicale. C'est là seulement qu'il respire à l'aise ; hors de là il ne voit rien et n'entend rien. Il semble n'avoir ni l'intelligence ni le sentiment de ce qui se passe dans le monde pour les agréments de la vie et pour le charme des relations sociales. A entendre son langage inculte, à voir son costume, ses habitudes, sa manière de porter sa longue canne à pomme d'or, on l'eût pris pour un homme d'un autre siècle et d'un autre pays.

Deux ou trois traits le peindront mieux que tout ce que j'en pourrais dire.

Le comte de Villeneuve, préfet des Bouches-du-Rhône, allant un jour visiter l'Hôtel-Dieu de Marseille, y voit Moulaud auquel il dit affectueusement : « Je suis enchanté de vous voir ; comment vous portez-vous ? » — « Très-bien, très-bien, lui répond le docteur ; prêt à vous couper bras et jambes, si cela peut vous être utile ou agréable. »

(1) Voltaire, *Physique*, t. 1, p. 280, à la note, édition de Baudouin frères, t. 41 des œuvres complètes, Paris, 1825.

M. Henri de Roux, administrateur des hospices, suivait, comme plusieurs de ses collègues, les visites des médecins et des chirurgiens de l'Hôtel-Dieu, quand il était de service semainier, et il fesait tout avec l'esprit et les formes d'une exactitude peut-être un peu trop minutieuse. Un jour d'hiver, à six heures précises du matin, Moulaud montait les degrés extérieurs de l'Hôpital, suivi, à une très-courte distance, de M. de Roux qu'il ne voyait pas. Moulaud demande au portier : « *Quu es de semano ?* — C'est M. de Roux, » répond ce serviteur. Et le docteur de répliquer : « *Moussu Roux ! es mai aquello espino !* » — L'honorable Administrateur faisant semblant de n'avoir rien entendu, applique amicalement la main sur l'épaule de Moulaud qui, se retournant soudain, prononce sans se déconcerter ces paroles : *Ce qui est dit est dit.*

Un homme se présente dans le cabinet de Moulaud pour se faire opérer, et lui demande à quel prix il fixe ses honoraires. L'opération était grave et difficile. « Vingt-cinq louis, dit brusquement Moulaud. » — « C'est bien cher, et je ne suis pas riche. » — « Mon ami, on ne marchande pas avec moi, c'est à prendre ou à laisser. » — « Eh bien ! s'il en est ainsi, vous m'opérerez pour rien ! » — « Pour rien ! *aquello es en paou fouarto !* »

Deux ou trois jours après, Moulaud, en visitant à

l'Hôtel-Dieu les malades de sa salle, reconnut cet homme. — « Ah ! ah ! vous voilà ici, lui dit-il. » — « Vous étiez averti, répondit l'autre. » — Moulaud l'examine attentivement, lui prodigue des soins minutieux, le prépare à l'opération, l'exécute avec un succès complet et continue de voir assidûment le malade qui sort enfin de l'Hôpital en bénissant son sauveur.

Moulaud acquit une fortune sinon très-considérable, du moins fort indépendante. Une fille unique, vertueuse et digne de lui, adoucit par son affection bien des jours remplis d'amertume, car il fut exposé à tous les traits de l'envie. La médiocrité jalouse, qui veut abaisser tout ce qui s'élève, lui imposa de cruelles expiations. C'est toujours à ce prix que la gloire s'achète. Moulaud fit le choix le plus intelligent et le plus heureux en donnant à l'honorable fils de son vieux ami et confrère Giraud-Saint-Rome la main de cette fille chérie qui consola sa vieillesse.

Moulaud, loin de rougir de son origine, voulut en perpétuer le souvenir par une fondation de bienfaisance, à l'exemple de l'un de ses plus illustres prédécesseurs, Jérôme Girard, orphelin de l'Hôtel-Dieu de Marseille, qui devint fort habile dans l'art chirurgical. Par testamment du 3 août 1766, Girard légua à cet hôpital quarante mille livres pour la fondation perpétuelle d'un cours d'anatomie, les fonds libres étant destinés à l'entretien et à l'éducation d'un enfant naturel de la maison choisi par les recteurs, pour l'exercice de la chirurgie (1).

En 1829, Moulaud fit à l'Administration des hospices l'abandon de ses honoraires de chirurgien en chef pour les affecter à la création, dans l'Hôtel-Dieu, d'une bibliothèque à l'usage des élèves en médecine, et cette collection s'enrichit bientôt des meilleurs ouvrages. Ce n'était pourtant là que le prélude des dispositions plus considérables par lesquelles le généreux fondateur allait acquérir des titres immortels à la reconnaissance publique.

Moulaud fit trois testaments olographes portant les dates du 24 janvier 1834, du 15 mai 1835 et du 30 ....(2) 1836. Ces trois actes, d'une longueur démesurée ressemblent, sous bien des rapports, au discours de 1818, par le style, par le décousu des idées et par les digressions parasites. Pour le fond, ses dispositions sont admirables de générosité, de sagesse et de prévoyance. Moulaud rappelle le legs de Jérôme Girard, et il dis-

(1) Girard mourut le 5 décembre 1766. Voyez le registre coté Q des délibérations du bureau de l'Hôtel-Dieu de Marseille, fol. 22 recto et 29 verso.

Des difficultés entravèrent l'exécution du testament de Girard, et la révolution de 1789 vint annuler tous les effets du legs en faveur de l'Hôtel-Dieu.

(2) Le mois est en blanc.

pose en faveur des enfants-trouvés des Hospices de Marseille d'une somme capitale de soixante-dix mille francs dont les intérêts sont destinés à élever et à établir successivement un de ces orphelins dans la profession de médecin, de chirurgien, de *procureur*, ou dans toute autre profession honorable. Les intérêts de ce capital étant plus que suffisants pour les frais d'éducation, les économies profitent à l'élève pour faciliter son établissement.

Moulaud légua de plus, à l'Administration des Hospices, une rente annuelle et perpétuelle de 3,700 francs pour l'éducation de deux orphelines de la Charité.

Il fit encore, à cette Administration, un legs de 200 fr. de rente perpétuelle pour la bibliothèque médicale qu'il avait fondée en 1829.

Il est, aux limites d'une vie laborieuse, un âge où la nature fait du repos un besoin indispensable, même pour l'homme le plus vigoureux, le plus résolu et le plus dévoué. Mais Moulaud, je l'ai dit, ne ressemblait à nul autre. Dans sa 72e année il exerçait encore avec un zèle que la vieillesse ne refroidissait pas, ses fonctions de Chirurgien en chef de l'Hôtel-Dieu de Marseille, fonctions gratuites par l'effet de sa générosité. Il continua son service jusqu'au jour où la maladie vint l'atteindre, et il mourut le 14 juin 1836.

L'Administration des Hospices fut autorisée, par ordonnance royale du 8 décembre 1838, à accepter la libéralité de 70,000 francs et celle qui concernait la bibliothèque ; mais le gouvernement lui refusa l'acceptation des 3,700 francs de rente pour l'éducation de deux orphelines.

La Commission des Hospices exécuta religieusement les volontés du bienfaiteur, autant du moins qu'elle le put. Le premier choix de l'enfant appelé à jouir du bénéfice de la fondation ne répondit pas aux espérances qu'il avait d'abord fait naître. La faiblesse de ses études ne lui ayant pas permis de passer docteur en médecine, il ne put obtenir qu'un diplôme d'officier de santé. Il renonça ensuite à l'exercice de cette profesion, et j'ai la douleur de vous dire qu'il végète aujourd'hui dans un état voisin de la misère.

Le second orphelin a beaucoup mieux justifié le choix dont il a eu l'inappréciable bonheur d'être l'objet. L'amour du travail l'anime ; sa conduite est fort régulière. Après avoir fait des études très-convenables, il vient d'être nommé, au concours, élève interne de nos Hôpitaux.

Je n'ai rien négligé, Messieurs, pour vous faire connaître le docteur Moulaud depuis sa naissance jusqu'à sa mort. Vous avez vu l'homme, le chirurgien, le bienfaiteur. Toute son existence appartient à nos Hospices ; il n'a respiré que pour eux, et voilà qu'après sa mort il semble respirer encore dans la pensée d'une fondation admirable que l'on bénira d'âge en âge.

Qu'avons-nous à faire pour nous acquitter dignement envers lui ? Le nom de Moulaud est écrit sur le fronton de la bibliothèque de l'Hôtel-Dieu, et son portrait se voit dans l'intérieur. Un autre portrait du même bienfaiteur orne l'école des garçons de la Charité, et serait peut-être mieux placé dans la salle de nos séances.

Mais ces honneurs ne suffisent pas. Je voulais d'abord vous proposer l'érection d'un buste en marbre. C'est ce que firent les Administrateurs de l'Hôpital du Sauveur, qui honorèrent ainsi la mémoire du docteur Antoine Aubert, dont nous possédons le buste fort ressemblant (1). La réflexion a changé ma première idée. Le bienfait d'Aubert est hors ligne et sans comparaison possible. Une statue n'eût pas été de trop.

Les pauvres atteints du cancer, du scorbut, des écrouelles et des affections syphilitiques n'étaient pas reçus dans les Hôpitaux de Marseille, et ils périssaient misérablement. Aubert conçut le projet d'ériger, à ses frais, un établissement pour ces malheureux. Le 27 mars 1772 il acheta, au prix de 11,820 livres, le terrain formant

(1) Cette ressemblance est attestée par Grosson, *Almanach historique de Marseille*, année 1789, p. 127. — Le buste d'Aubert orne maintenant la salle des séances de la Commission des Hospices, à l'Hôpital de la Conception.

l'angle de l'île des allées (1), et il y fit construire l'Hôpital du Sauveur, qui lui coûta des sommes considérables (2). Le 17 mai 1774 il souscrivit l'acte de donation de l'édifice, de son mobilier et de six capitaux de rente, qui s'élevaient ensemble à 171,434 livres (3). Le généreux Aubert donna, de plus, 36,000 livres placées sur la Chambre de Commerce de Marseille. Enfin, par testament du 9 février 1778, il légua à la maison qu'il venait de fonder, 200,000 livres, qui formaient le reste de sa fortune (4). Un seul homme eut la gloire de faire, pour un Hôpital qui manquait à Marseille, ce qu'avaient fait auparavant, pour des Asiles hospitaliers, les efforts multipliés de plusieurs hommes réunis (5).

Les titres de Moulaud, bien que très-éminents, sont d'une autre nature. Nous devons, ce semble, donner son nom à l'une des salles de l'Hôtel-Dieu destinées au service de la chirurgie. Notre reconnaissance s'exprimera

(1) Registre des actes concernant l'Hôpital du Sauveur, p. 9, aux archives de l'Hôtel-Dieu de Marseille.

(2) Grosson, *Almanach historique de Marseille*, 1778, p. 330.

(3) Diverses pièces relatives à la fondation de l'Hôpital du Sauveur, aux archives de l'Hôtel-Dieu de Marseille.

(4) Registre des actes concernant l'Hôpital du Sauveur, p. 25 et suiv.

(5) Le docteur Aubert mourut à Marseille le 2 juin 1779.

Voyez le registre des délibérations des Administrateurs de l'Hôpital du Sauveur, p. 4, aux archives de l'Hôtel-Dieu.

dans une mesure convenable, et l'impression de mon rapport, si vous la votez, sera encore un témoignage honorable pour la mémoire de Moulaud, noble fils de ses œuvres, bien digne de servir d'exemple à tous les hommes d'intelligence et de cœur.

La Commission,

Ouï le rapport qui précède ;

Vu ses délibérations du 10 septembre 1845 et 10 octobre 1859, relatives aux honneurs à rendre à la mémoire des bienfaiteurs des Hospices ;

Considérant que M. Joseph-Thomas Moulaud, par le rang distingué qu'il a occupé dans les Hôpitaux de Marseille, par l'importance des dotations qu'il y a fondées, ne doit pas demeurer confondu dans le nombre des bienfaiteurs ordinaires ;

Que ce qui a été fait jusqu'ici pour honorer sa mémoire n'est pas suffisant ;

Qu'il est convenable que les dispositions ayant pour objet de perpétuer le souvenir des grandes libéralités faites aux Hospices, soient spéciales pour chaque bienfaiteur et proportionnées aux circonstances et à l'importance du bienfait ;

Adoptant les conclusions du rapport ci-dessus ;

Délibère :

« Une des salles de chirurgie de l'Hôtel-Dieu portera le nom de *Salle Moulaud.*

« Un des portraits de M. le Dr Moulaud, actuellement placé dans une salle d'étude de l'Hospice de la Charité, sera placé dans la salle d'assemblée de la Commission administrative. L'autre demeurera dans la bibliothèque médicale de l'Hôtel-Dieu, qui porte déjà le nom de ce bienfaiteur.

« De plus,

« La Commission vote l'impression de la présente délibération et du rapport qui la précède. »

BIBLIOTHÈQUE IMPÉRIALE

www.ingramcontent.com/pod-product-compliance
Ingram Content Group UK Ltd.
Pitfield, Milton Keynes, MK11 3LW, UK
UKHW020358250726
13967UKWH00005B/2356